My Inforr 

My Name ______________________________

My Address ______________________________

____

My Phone ______________________________

Name Doctor ______________________________

____

Phone Doctor ______________________________

Allergies ______________________________

____

Other Information ______________________________

____

____

____

____

Date:___________

medicine	dose	time					
Xyz meds	*3 mg*	*8:00 am*	*10:30 am*	*14:30 pm*			
AbC pills	*5mg*	*12:30 pm*	*16:00 pm*				

How do I feel today? _______________________________

____

____

____

____

bad									good
1	2	3	4	5	6	7	8	9	10

I had a reaction to _______________________________

____

____

____

____

I need to tell my doctor about _______________________

____

____

____

____

medicine	dose	time					

How do I feel today? ___________________________________

____

____

____

____

bad ⟵——————————   ——————————⟶ good

1	2	3	4	5	6	7	8	9	10

I had a reaction to ___________________________________

____

____

____

____

I need to tell my doctor about ______________________

____

____

____

____

medicine	dose	time						

Date:_____________

How do I feel today? ______________________________

____

____

____

____

bad ←   →   good

1	2	3	4	5	6	7	8	9	10

I had a reaction to ______________________________

____

____

____

____

I need to tell my doctor about ___________________

____

____

____

____

Date:___________

medicine	dose	time					

Date:____________

How do I feel today? ____________________________

____

____

____

____

bad ←___________   ___________→ good

| 1 | 2 | 3 | 4 | 5 | 6 | 7 | 8 | 9 | 10 |

I had a reaction to ________________________________

____

____

____

____

I need to tell my doctor about _____________________

____

____

____

____

Date:___________

medicine	dose	time					

Date:___________

How do I feel today? ________________________

____

____

____

____

bad ⟵————————   ————————⟶ good

| 1 | 2 | 3 | 4 | 5 | 6 | 7 | 8 | 9 | 10 |

I had a reaction to ________________________

____

____

____

____

I need to tell my doctor about ________________

____

____

____

____

Date:____________

medicine	dose	time					

How do I feel today?

____

____

____

____

____

bad ← → good

1	2	3	4	5	6	7	8	9	10

I had a reaction to

____

____

____

____

I need to tell my doctor about

____

____

____

____

Date:__________

medicine	dose	time						

Date:______________

How do I feel today? ___________________________________

____

____

____

____

bad ←—————————→   ←—————————→ good

1	2	3	4	5	6	7	8	9	10

I had a reaction to ___________________________________

____

____

____

____

I need to tell my doctor about ___________________________

____

____

____

____

____

Date:___________

medicine	dose	time						

Date:___________

How do I feel today? ________________________

____

____

____

____

bad									good
1	2	3	4	5	6	7	8	9	10

I had a reaction to ________________________

____

____

____

I need to tell my doctor about ______________

____

____

____

____

Date:__________

medicine	dose	time					

Date:______________

How do I feel today? _______________________________

____

____

____

____

bad ⟵————————————   ————————————⟶ good

1	2	3	4	5	6	7	8	9	10

I had a reaction to _______________________________

____

____

____

____

I need to tell my doctor about _______________________

____

____

____

____

Date:____________

medicine	dose	time					

How do I feel today? _________________________

____

____

____

____

bad ← ——————————   —————————— → good

1	2	3	4	5	6	7	8	9	10

I had a reaction to _______________________

____

____

____

____

I need to tell my doctor about ____________

____

____

____

____

medicine	dose	time					

Date:____________

How do I feel today? ____

____

____

____

____

bad ⟵———————————   ———————————⟶ good

1	2	3	4	5	6	7	8	9	10

I had a reaction to ____

____

____

____

____

I need to tell my doctor about _____________________________

____

____

____

____

Date:___________

medicine	dose	time					

Date:_____________

How do I feel today? _______________________________________

____

____

____

____

bad ⟵――――――――   ――――――――⟶ good

1	2	3	4	5	6	7	8	9	10

I had a reaction to ____

____

____

____

____

I need to tell my doctor about ______________________________

____

____

____

____

Date:____________

medicine	dose	time						

Date:_____________

How do I feel today? _______________________________

____

____

____

____

bad ⟵_____________   _____________⟶ good

1	2	3	4	5	6	7	8	9	10

I had a reaction to _______________________________

____

____

____

____

I need to tell my doctor about _____________________

____

____

____

____

Date:__________

medicine	dose	time					

Date:______________

How do I feel today? ________________________

____

____

____

____

bad									good
1	2	3	4	5	6	7	8	9	10

I had a reaction to ________________________

____

____

____

____

I need to tell my doctor about ________________________

____

____

____

____

medicine	dose	time					

Date:___________

How do I feel today? _______________________

____

____

____

____

bad   ⟵——————⟶   good

1	2	3	4	5	6	7	8	9	10

I had a reaction to _______________________

____

____

____

____

I need to tell my doctor about _______________

____

____

____

____

Date:__________

medicine	dose	time						

Date:_____________

How do I feel today? _______________________________

____

____

____

____

bad   ⟵————————   ————————⟶   good

1	2	3	4	5	6	7	8	9	10

I had a reaction to _______________________________

____

____

____

____

I need to tell my doctor about _______________________________

____

____

____

____

Date:______________

medicine	dose	time						

Date:_____________

How do I feel today? _________________________________

____

____

____

____

bad ←————————   ————————→ good

1	2	3	4	5	6	7	8	9	10

I had a reaction to _________________________________

____

____

____

____

I need to tell my doctor about _______________________

____

____

____

____

Date:___________

medicine	dose	time					

Date:___________

How do I feel today? ____

____

____

____

____

<table>
<tr><td>bad</td><td colspan="8" align="center">←   →</td><td>good</td></tr>
<tr><td>1</td><td>2</td><td>3</td><td>4</td><td>5</td><td>6</td><td>7</td><td>8</td><td>9</td><td>10</td></tr>
</table>

I had a reaction to ____

____

____

____

____

I need to tell my doctor about ___________________________________

____

____

____

____

Date:______________

medicine	dose	time						

Date:______________

How do I feel today? ___________________________

____

____

____

____

bad ←   → good

1	2	3	4	5	6	7	8	9	10

I had a reaction to ____________________________

____

____

____

____

I need to tell my doctor about _________________

____

____

____

____

Date:____________

medicine	dose	time					

How do I feel today? ___________________________________

____

____

____

____

bad									good
1	2	3	4	5	6	7	8	9	10

I had a reaction to ________________________________

____

____

____

____

I need to tell my doctor about ___________________________

____

____

____

____

Date:___________

medicine	dose	time					

How do I feel today? ______________________________

____

____

____

____

bad ←——————————   ——————————→ good

1	2	3	4	5	6	7	8	9	10

I had a reaction to ______________________________

____

____

____

____

I need to tell my doctor about ______________________

____

____

____

____

medicine	dose	time					

Date:_____________

How do I feel today? _________________________________

____

____

____

____

bad ⟵——————————   ——————————⟶ good

| 1 | 2 | 3 | 4 | 5 | 6 | 7 | 8 | 9 | 10 |

I had a reaction to _________________________________

____

____

____

____

I need to tell my doctor about _________________________

____

____

____

____

____

Date:__________

medicine	dose	time					

Date:_____________

How do I feel today? _______________________________

____

____

____

____

bad ⟵————————————   ————————————⟶ good

1	2	3	4	5	6	7	8	9	10

I had a reaction to _____________________________

____

____

____

____

I need to tell my doctor about _________________________

____

____

____

____

Date:_____________

medicine	dose	time					

Date:______________

How do I feel today? ________________________________

____

____

____

____

<table>
<tr><td>bad</td><td colspan="8" align="center">←   →</td><td>good</td></tr>
<tr><td>1</td><td>2</td><td>3</td><td>4</td><td>5</td><td>6</td><td>7</td><td>8</td><td>9</td><td>10</td></tr>
</table>

I had a reaction to ________________________________

____

____

____

____

I need to tell my doctor about ______________________

____

____

____

____

Date:___________

medicine	dose	time					

Date:________________

How do I feel today? ___________________________________

____

____

____

____

bad   ⟵———————   ——————⟶   good

1	2	3	4	5	6	7	8	9	10

I had a reaction to ___________________________________

____

____

____

____

I need to tell my doctor about ___________________________

____

____

____

____

Date:____________

medicine	dose	time						

Date:___________

How do I feel today? ____

____

____

____

____

bad ←———————————→   ———————————→ good

1	2	3	4	5	6	7	8	9	10

I had a reaction to ____

____

____

____

____

I need to tell my doctor about _______________________________

____

____

____

____

Date:__________

medicine	dose	time						

How do I feel today? _______________________

____

____

____

____

bad									good
1	2	3	4	5	6	7	8	9	10

I had a reaction to _______________________

____

____

____

____

I need to tell my doctor about _____________

____

____

____

____

medicine	dose	time						

Date:_____________

How do I feel today?

____

____

____

____

bad ⟵——————————   ——————————⟶ good

1	2	3	4	5	6	7	8	9	10

I had a reaction to

____

____

____

____

I need to tell my doctor about

____

____

____

____

____

medicine	dose	time					

How do I feel today? _______________________________

____

____

____

  ⟵⟶

1	2	3	4	5	6	7	8	9	10

I had a reaction to _________________________________

____

____

____

I need to tell my doctor about ______________________

____

____

____

Date:___________

medicine	dose	time						

bad									good
1	2	3	4	5	6	7	8	9	10

Date:______________

medicine	dose	time						

Date:______________

How do I feel today? _______________________

____

____

____

____

bad <——————   ——————> good

| 1 | 2 | 3 | 4 | 5 | 6 | 7 | 8 | 9 | 10 |

I had a reaction to _________________________

____

____

____

____

I need to tell my doctor about ______________

____

____

____

____

Date:_______________

medicine	dose	time						

Date:____________

How do I feel today? _________________________________

____

____

____

____

bad ←————————————   ————————————→ good

1	2	3	4	5	6	7	8	9	10

I had a reaction to _________________________________

____

____

____

____

I need to tell my doctor about _________________________

____

____

____

____

Date:________________

medicine	dose	time					

Date:_____________

How do I feel today?

____

____

____

____

____

bad ←—————————   —————————→ good

1	2	3	4	5	6	7	8	9	10

I had a reaction to

____

____

____

____

I need to tell my doctor about

____

____

____

____

medicine	dose	time					

Date:______________

How do I feel today? _______________________________

____

____

____

____

____

bad									good
1	2	3	4	5	6	7	8	9	10

I had a reaction to _______________________________

____

____

____

____

____

I need to tell my doctor about ____________________

____

____

____

____

____

medicine	dose	time					

Date:______________

How do I feel today? ______________________________

____

____

____

____

bad ⟵⟶ good

1	2	3	4	5	6	7	8	9	10

I had a reaction to ______________________________

____

____

____

____

I need to tell my doctor about ___________________

____

____

____

____

medicine	dose	time					

Date:_____________

How do I feel today? _____________________________________

____

____

____

____

bad ⟵________________   ________________⟶ good

| 1 | 2 | 3 | 4 | 5 | 6 | 7 | 8 | 9 | 10 |

I had a reaction to _______________________________________

____

____

____

____

I need to tell my doctor about ______________________________

____

____

____

____

Date:______________

medicine	dose	time					

Date:__________

How do I feel today? ______________________

____

____

____

bad ⟵________   ________⟶ good

1	2	3	4	5	6	7	8	9	10

I had a reaction to ______________________

____

____

____

I need to tell my doctor about ______________

____

____

____

Date:____________

medicine	dose	time					

Date:_____________

How do I feel today? _________________________

____

____

____

____

bad ←   →   good

1	2	3	4	5	6	7	8	9	10

I had a reaction to _________________________

____

____

____

____

I need to tell my doctor about _______________

____

____

____

____

Date:___________

medicine	dose	time						

Date:______________

How do I feel today? ____

____

____

____

____

bad ⟵⟵⟵⟵⟵   ⟶⟶⟶⟶⟶ good

1	2	3	4	5	6	7	8	9	10

I had a reaction to ____

____

____

____

____

I need to tell my doctor about ___________________________________

____

____

____

____

Date:___________

medicine	dose	time					

Date:___________

How do I feel today? _______________________________

____

____

____

____

bad ⟵   ⟶ good

1	2	3	4	5	6	7	8	9	10

I had a reaction to _______________________________

____

____

____

____

I need to tell my doctor about _______________________

____

____

____

____

Date:_____________

medicine	dose	time						

Date:________________

How do I feel today? ________________________

____

____

____

____

bad ←———————————   ——————————→   good

1	2	3	4	5	6	7	8	9	10

I had a reaction to ________________________

____

____

____

____

I need to tell my doctor about ________________

____

____

____

____

Date:______________

medicine	dose	time						

Date:_____________

How do I feel today? ____

____

____

____

____

bad ⟵—————————   —————————⟶ good

| 1 | 2 | 3 | 4 | 5 | 6 | 7 | 8 | 9 | 10 |

I had a reaction to ____

____

____

____

____

I need to tell my doctor about ________________________________

____

____

____

____

Date:_____________

medicine	dose	time					

Date:_____________

How do I feel today? _______________________

____

____

____

____

bad ←————————   ————————→ good

1	2	3	4	5	6	7	8	9	10

I had a reaction to _______________________

____

____

____

____

I need to tell my doctor about _______________________

____

____

____

____

medicine	dose	time					

Date:_____________

How do I feel today? _________________________

____

____

____

bad   ←———————   ——————————→   good

1	2	3	4	5	6	7	8	9	10

I had a reaction to _________________________

____

____

____

____

I need to tell my doctor about _______________

____

____

____

____

Date:____________

medicine	dose	time						

Date:_____________

How do I feel today? _______________________________

____

____

____

____

bad   ⟵————————   ————————⟶   good

1	2	3	4	5	6	7	8	9	10

I had a reaction to _______________________________

____

____

____

____

I need to tell my doctor about ___________________

____

____

____

____

medicine	dose	time					

How do I feel today? _______________________________

____

____

____

____

bad ←   → good

1	2	3	4	5	6	7	8	9	10

I had a reaction to _______________________________

____

____

____

____

I need to tell my doctor about _______________________

____

____

____

____

Date:______________

medicine	dose	time					

Date:_____________

How do I feel today? _____________________________________

____

____

____

____

bad ←——————————— ————————→ good

1	2	3	4	5	6	7	8	9	10

I had a reaction to _____________________________________

____

____

____

____

I need to tell my doctor about _____________________________

____

____

____

____

medicine	dose	time					

Date:_____________

How do I feel today? ________________________________

____

____

____

____

bad ⟵—————————   —————————⟶ good

1	2	3	4	5	6	7	8	9	10

I had a reaction to ________________________________

____

____

____

____

I need to tell my doctor about ________________________

____

____

____

____

medicine	dose	time						

Date:_____________

How do I feel today? ____

____

____

____

____

bad ←___________   ___________→ good

1	2	3	4	5	6	7	8	9	10

I had a reaction to ____

____

____

____

____

I need to tell my doctor about _________________________________

____

____

____

____

Date:___________

medicine	dose	time						

Date:_____________

How do I feel today? ___________________________________

____

____

____

____

bad ←   → good

1	2	3	4	5	6	7	8	9	10

I had a reaction to _______________________________

____

____

____

____

I need to tell my doctor about _______________________

____

____

____

____

Date:_____________

medicine	dose	time					

How do I feel today? _______________________________

____

____

____

____

bad →   ←   good

1	2	3	4	5	6	7	8	9	10

I had a reaction to _______________________________

____

____

____

____

I need to tell my doctor about _______________________

____

____

____

____

Date:_____________

medicine	dose	time					

Date:___________

How do I feel today? _____________________

____

____

____

____

bad ⟵___________   ___________⟶ good

1	2	3	4	5	6	7	8	9	10

I had a reaction to _____________________

____

____

____

____

I need to tell my doctor about _____________

____

____

____

____

Date:__________________

medicine	dose	time						